AF500559

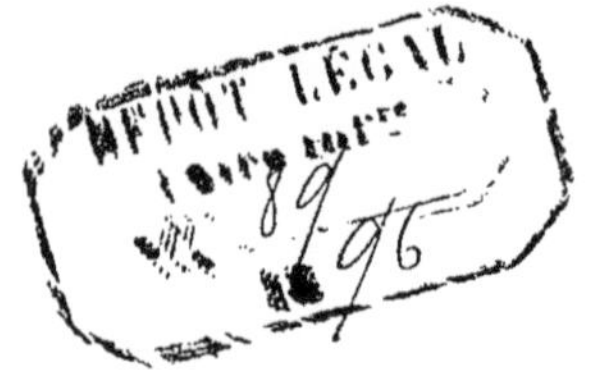

LA

FIÈVRE TYPHOÏDE

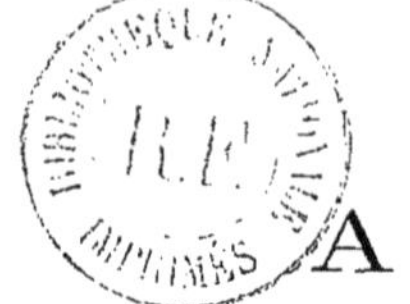

A NANTES

PAR

LE Dr G. BERTIN

Médecin des Epidémies,

Membre du Conseil central d'Hygiène et de Salubrité de la Loire-Inférieure,

Médecin de l'Hôtel-Dieu.

NANTES,

IMPRIMERIE L. MELLINET ET Cie, PLACE DU PILORI, 5

1896

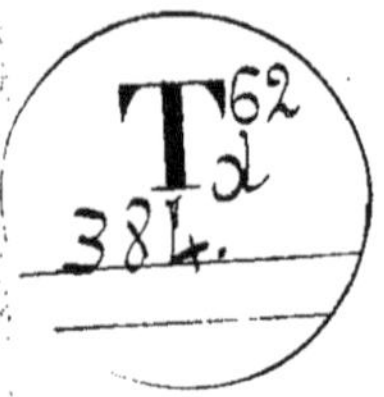

LA FIÈVRE TYPHOÏDE

A NANTES

LA
FIÈVRE TYPHOÏDE
A NANTES

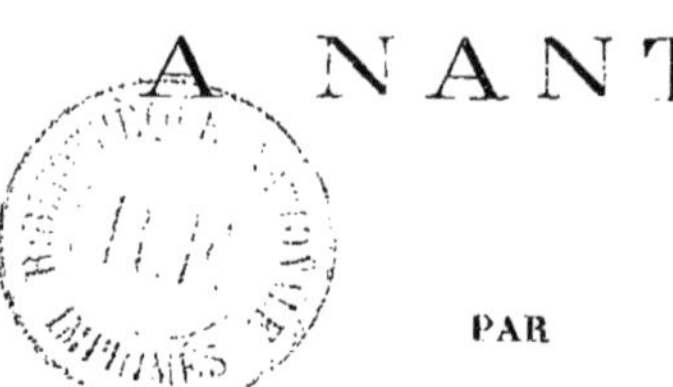

PAR

LE Dr G. BERTIN

Médecin des Epidémies,

Membre du Conseil central d'Hygiène et de Salubrité de la Loire-Inférieure,

Médecin de l'Hôtel-Dieu.

NANTES,

IMPRIMERIE L. MELLINET ET Cie, PLACE DU PILORI, 5

1896

LA FIÈVRE TYPHOÏDE

A NANTES

Le chiffre de la mortalité générale annuelle à Nantes oscille entre 24 à 25 décès pour 1,000 habitants.

Ce chiffre est très élevé, car il dépasse de 6 à 7 celui qui est constaté par les hygiénistes dans les villes qui ont su appliquer à leur assainissement toutes les règles de l'hygiène moderne.

Plusieurs maladies déterminent, dans notre ville, cette mortalité élevée.

Nous citerons la tuberculose et la fièvre typhoïde.

Dans cette étude, nous voulons faire pour la fièvre typhoïde ce que nous avons fait pour le choléra en 1892-1893, c'est-à-dire déterminer d'une façon précise et scientifique, les causes qui provoquent et entretiennent, à l'état endémo-épidémique, une maladie évitable par de sages mesures sanitaires.

Le concours, aussi dévoué que savant, que nous ont prêté nos honorables collègues et amis MM. les professeurs Joüon, Leduc, Andouard et Rappin, nous a permis de déterminer les conditions insalubres de notre cité et d'indiquer les mesures prophylactiques nécessaires pour combattre cette maladie qui, annuellement, nous coûte si cher et nous cause tant de deuils.

Ces mesures reposent entièrement sur l'exécution de travaux publics ayant pour but :

1° De fournir à la population une eau abondante et pure;

2° De pratiquer le *tout à l'égout;*

3° D'appliquer rigoureusement à chaque maison les règles précises de l'hygiène de l'habitation.

L'exécution de ces divers travaux doit se faire successivement, mais avec un plan d'ensemble bien étudié et comprenant toutes les réformes demandées.

Nous insistons particulièrement sur la nécessité d'exécuter successivement, mais complètement, tous ces travaux, car nous savons que si notre Municipalité ne se décide à exécuter qu'une partie des réformes sanitaires nécessaires, le résultat sera nul ou peu appréciable.

En effet, certaines villes n'ayant fait comme tentative d'assainissement qu'une distribution d'eau potable, ont pu voir leurs dépenses ne pas être récompensées par une diminution de la mortalité générale. Le même résultat s'est produit dans d'autres villes où le système d'égouts avait été seul modifié.

Les causes d'insalubrité générale d'une grande ville sont reliées entre elles par des conditions spéciales ; il ne suffit pas d'en faire disparaître une pour obtenir le résultat si désiré.

Les modifications à apporter dans la situation sanitaire d'une grande ville doivent avoir un objectif général qui ne peut être atteint que par l'exécution, successive si l'on veut, mais complète, d'un plan d'ensemble réunissant à la fois toutes les réformes capables d'assurer la disparition totale de toutes les causes isolées d'insalubrité.

En appelant l'attention de mes concitoyens sur la nécessité urgente d'améliorer notre situation sanitaire, nous croyons remplir notre devoir de Médecin des épidémies et nous livrons à leur examen les conclusions qui résultent des faits observés en 1894 et en 1895.

BUREAU D'HYGIÈNE.

COMMUNE DE NANTES.

En 1894, 283 cas de fièvre typhoïde, 47 décès.

Mortalité : 16 °/oo.

En 1895, 245 cas de fièvre typhoïde, 40 décès.

Mortalité : 16,32 °/oo.

245 cas.	hommes....	92	40 décès.	hommes....	15
	femmes	90		femmes	18
	enfants au-dessous de 15 ans....	63		enfants au-dessous de 15 ans....	7
	Total...	245		Total...	40

Répartition de ces cas pendant les mois de l'année 1895.

1895.	Janvier...	6 cas	3 décès.
	Février...	7 —	1 —
	Mars	8 —	2 —
	Avril.....	5 —	1 —
	Mai	16 —	3 —
	Juin	12 —	3 —
	Juillet....	17 —	3 —
	Août.....	40 —	6 —
	Septembre.	11 —	5 —
	Octobre ..	24 —	4 —
	Novembre.	40 —	5 —
	Décembre.	59 —	4 —
	Total..	245 cas de fièvre typhoïde.	Total. 40 décès.

CANTONS.	POPULATION.	1894.		1895.	
		CAS.	DÉCÈS.	CAS.	DÉCÈS.
1er canton	23.471 habit.	55	8	44	5
2e —	25.693 —	35	10	42	9
3e —	15.413 —	34	3	24	2
4e —	22.526 —	42	10	38	12
5e —	18.382 —	61	10	64	10
6e —	17.091 —	56	6	33	2
Total	122.576 habit.	283	47	245	40

Tableau représentant les cas et les décès de fièvre typhoïde par 10,000 habitants dans chaque canton.

ANNÉES.	1er CANTON. 23.471 habit. Répartition par 10.000.		2e CANTON. 25.693 habit. Répartition par 10.000.		3e CANTON 15.413 habit. Répartition par 10.000.		4e CANTON. 22.526 habit. Répartition par 10.000.		5e CANTON. 18.382 habit. Répartition par 10.000.		6e CANTON. 17.091 habit. Répartition par 10.000.	
	Cas.	Décès	Cas.	Décès.	Cas.	Décès.	Cas	Décès	Cas.	Décès	Cas.	Décès.
1894	23	3	14	4	22	2	19	4	35	5	33	4
1895	19	2	16	4	16	2	17	5	35	5	19	1

Ce tableau montre que le 5e canton est toujours le plus éprouvé, car il présente le plus grand nombre de cas de fièvre typhoïde et le plus grand nombre de décès.

°3 GRAPHIQUE INDIQUANT LE NOMBRE DES CAS DE FIÈVRE TYPHOÏDE POUR LES MOIS DE 1895, LA HAUTEUR MOYENNE DES EAUX DE LA LOIRE & LA HAUTEUR MOYENNE DES EAUX TOMBÉES PENDANT CES MOIS

	Janvier-Février	Mars-Avril	Mai-Juin	Juillet-Août	Septembre-Octobre	Novembre-Décembre
Nombre des cas	13	13	28	57	35	99
Hauteur moyenne des eaux de la Loire	(-0.18)	(-0.39)	(-0.16)	(-0.64)	(-0.75)	(-0.53)
Hauteur moyenne de l'eau tombée	52 m/m 2	63 m/m 15	55 m/m 6	70 m/m 7	60 m/m 65	116 m/m 4

Niveau de l'étiage (Zéro de l'échelle du Pont de la Bourse (Nantes))

NOTA. — Les rectangles noirs indiquent le nombre des cas. Les rectangles avec hachures croisées indiquent la hauteur moyenne des eaux de la Loire et les rectangles avec hachures simples indiquent la hauteur moyenne de l'eau tombée

° 2 GRAPHIQUE REPRÉSENTANT LES CAS ET LES DÉCÈS DE FIÈVRE TYPHOÏDE PAR CANTON ET PAR 10.000 HABITANTS

	ANNÉE 1894						ANNÉE 1895					
	1er Canton	2e Canton	3e Canton	4e Canton	5e Canton	6e Canton	1er Canton	2e Canton	3e Canton	4e Canton	5e Canton	6e Canton
Cas	23 Cas	14 Cas	22 Cas	19 Cas	33 Cas	33 Cas	19 Cas	16 Cas	16 Cas	17 Cas	35 Cas	19 Cas
Décès	3 Décès	4 Décès	2 Décès	4 Décès	5 Décès	4 Décès	2 Décès	4 Décès	1 Décès	5 Décès	5 Décès	1 Décès

1

GRAPHIQUE REPRÉSENTANT LES CAS & LES DÉCÈS DE FIÈVRE TYPHOÏDE
par Canton

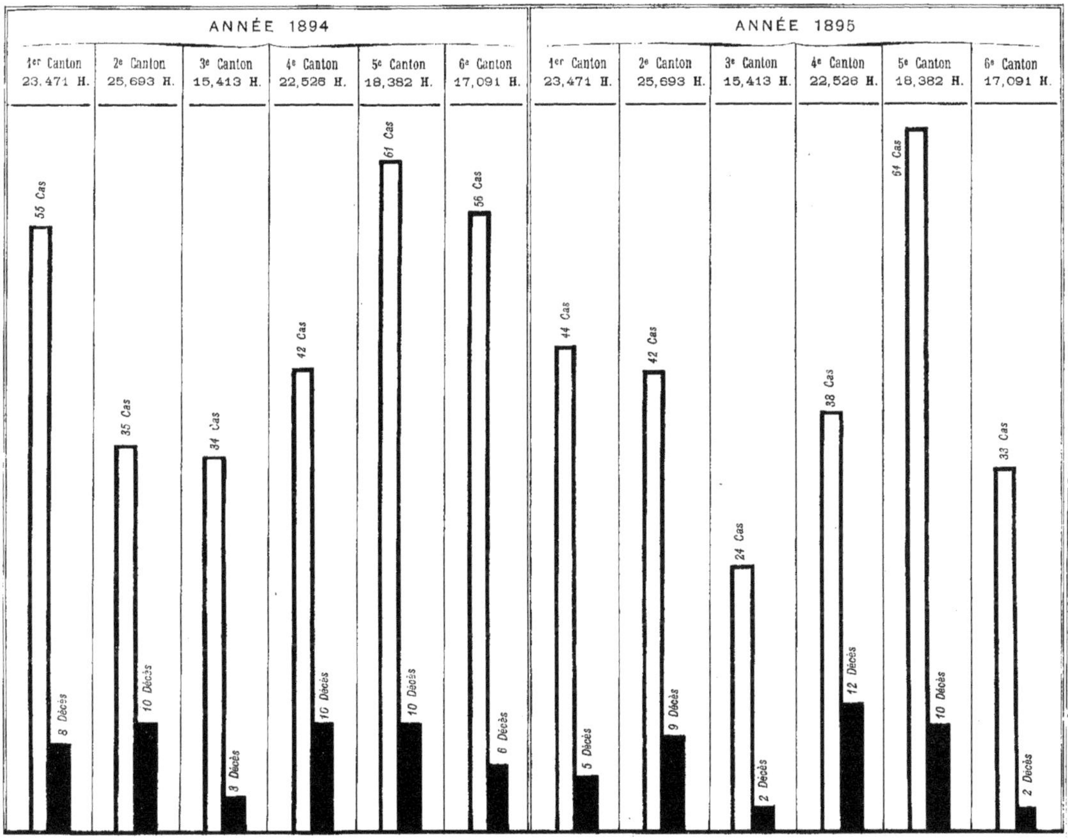

ANNÉE 1894

1er Canton 23,471 H.	2e Canton 25,693 H.	3e Canton 15,413 H.	4e Canton 22,526 H.	5e Canton 18,382 H.	6e Canton 17,091 H.
55 Cas	35 Cas	34 Cas	42 Cas	61 Cas	56 Cas
8 Décès	10 Décès	3 Décès	10 Décès	10 Décès	6 Décès

ANNÉE 1895

1er Canton 23,471 H.	2e Canton 25,693 H.	3e Canton 15,413 H.	4e Canton 22,526 H.	5e Canton 18,382 H.	6e Canton 17,091 H.
44 Cas	42 Cas	24 Cas	38 Cas	64 Cas	33 Cas
5 Décès	9 Décès	2 Décès	12 Décès	10 Décès	2 Décès

Ces tableaux nous démontrent :

1° Que la fièvre typhoïde existe à Nantes à l'état endémo-épidémique ;

2° Qu'elle atteint en moyenne 21,5 habitants sur 10,000 ;

3° Que la mortalité moyenne pour 100 malades est de 16 %, chiffre qui dépasse de 4 % celui de la mortalité chez les typhiques soignés dans les hôpitaux de Paris (Dr Merkleim) ;

4° Que la mortalité à Nantes par la fièvre typhoïde est en moyenne de 4 pour 10,000 habitants, qu'elle est de 5 pour le 5e canton et le 4e, tandis qu'elle est seulement de 1,5 à Londres, de 1 à Berlin depuis l'exécution, dans ces villes, des travaux d'assainissement.

Il suffit de jeter les yeux sur les graphiques suivants pour se rendre compte de la marche de l'épidémie typhoïque dans dans les divers cantons de Nantes.

Le graphique n° 1 nous montre que les cas de fièvre typhoïde sont bien plus nombreux dans le 5e canton.

Le graphique n° 2, en établissant le nombre des décès typhoïques pour 10,000 habitants, prouve que la mortalité, dans le 5e canton et dans le 4e, atteint le nombre 5, chiffre qui dépasse de beaucoup celui des villes de Berlin (1), Londres (1,5) et Bruxelles (2).

Le graphique n° 3 apporte la preuve indiscutable de la contamination des eaux de la Loire par les eaux de lavage du sous-sol. En effet, nous voyons le nombre des cas de fièvre typhoïde croître proportionnellement avec la quantité d'eau tombée, laquelle, après avoir lavé le sous-sol, va se rendre dans le fleuve dont les eaux très basses se trouvent au-dessous du zéro de l'étiage de la Bourse. Il en résulte fatalement pour un volume moindre d'eau un apport plus grand de germes pathogènes, par les eaux de lavage du sous-sol.

C'est ainsi que nous voyons les mois de mai et juin, juillet et août, septembre et octobre, novembre et décembre, présenter une relation parfaitement directe entre la quantité d'eau tombée et le nombre de cas de fièvre typhoïde constatés dans ces mois. Novembre et décembre en sont un exemple remarquable.

Cette règle générale paraît tout d'abord offrir une exception pour les mois de janvier et février, mars et avril ; mais cette exception n'est qu'apparente. En effet, pour que la Loire soit souillée par les germes du sous-sol, il faut que la pluie tombée soit en quantité suffisante, d'abord pour imprégner le sol, ensuite dissoudre les produits nocifs et les entraîner sous forme de ruisseaux à la Loire.

L'extrême obligeance de M. le Directeur de l'Observatoire qui a bien voulu mettre à ma disposition toutes les observations de son Service m'a permis de constater les faits suivants :

La hauteur totale de l'eau tombée en janvier s'élève à 82 millimètres, mais pendant tout ce mois la pluie n'est tombée qu'en très petite quantité à la fois et à des intervalles assez éloignés pour que le sol, qui était très sec, ait pu absorber, sans être imprégné, la quantité d'eau tombée et n'ait pas permis l'écoulement vers le fleuve de cette eau tombée.

Nous voyons, en effet, des averses légères de temps en temps ; une fois seulement, le 18 janvier, une pluie assez forte qui a duré 2 heures a donné 15 millimètres de hauteur. Le 20 janvier, une pluie qui a duré 3 heures n'a donné qu'une hauteur de $4^{m}/^{m}$,5. Or, comme il est reconnu que pour donner *un bon coup d'arrosage,* il faut au moins une hauteur de 13 millimètres, nous voyons que dans le mois de janvier il y a eu une seule fois un bon coup d'arrosage.

Le mois de février n'a présenté qu'une seule fois une hauteur de 11m/m,2, c'est le 10, pendant lequel il y a eu 9 heures de pluie assez faible. La hauteur d'eau tombée en février s'est élevée seulement à 22m/m,2.

Nous voyons pour le mois de mars la hauteur d'eau s'élever à 63m/m,6, mais ici encore il y a eu des averses partielles ; le 25 mars seulement une pluie assez faible qui a duré 6 heures a donné une hauteur de 6m/m,8 ; le 27, une pluie faible qui dure 6 heures donne une hauteur de 6m/m,2 ; le 28, 2 heures de pluie donnent une hauteur de 17 millimètres, mais alors la terre était très sèche ; enfin, le 29, quelques grains donnent 3 millimètres.

Ainsi en mars, une seule fois, le 28, une pluie assez forte a donné un bon coup d'arrosage.

En avril nous constatons pour une hauteur totale de 62m/m,7 :

Le 7, hauteur 3m/m,5 de pluie assez faible.

Le 19, hauteur 3m/m,8 de pluie assez faible.

Le 18, hauteur 23m/m,2 de pluie forte, mais avec orage qui a permis l'écoulement immédiat de l'eau, laquelle n'a pas eu le temps de pénétrer, de laver et qui s'est écoulée aussitôt avant la dissolution des produits nocifs.

Comme nous le voyons pendant ces quatre mois, janvier, février, mars, avril, que nous signalons comme présentant une exception apparente à la règle observée dans les autres mois de l'année, la pluie tombée a bien fourni les hauteurs indiquées dans notre graphique n° 3, mais tombant avec des intervalles assez éloignés, sur une terre sèche, avec des durées très faibles, avec peu d'intensité, elle n'a pas pu dissoudre les germes pathogènes du sous-sol, ni les entraîner par ses ruisseaux dans le fleuve.

Ce qui explique la diminution des cas de fièvre typhoïde

dans toute la ville pendant ces mois et cette exception apparente confirme alors la règle établie pour les mois pendant lesquels l'abondance de la pluie tombée a permis l'écoulement dans le fleuve, dont le volume était diminué, d'un plus grand nombre d'agents pathogènes soustraits par un lavage complet au sous-sol contaminé par les déjections des habitants.

« Les victimes de la fièvre typhoïde appartiennent, avec une préférence extraordinaire, à l'élément jeune des groupes, c'est-à-dire à celui qui, n'ayant encore fait que dépenser sur l'avenir commun, se trouve atteindre à la période de force et de rendement en travail.

» Chaque décès, perte définitive de 20 ou 25 ans qu'il a fallu pour élever un homme, suppose 6 à 7 malades, c'est-à-dire, dans tous les cas, une perte de six à sept fois deux ou trois mois de travail, avec les dépenses de médecin, de médicaments, d'aliments spéciaux, de gardes-malades, auxquelles on n'échappe jamais entièrement, même avec l'intervention de l'Assistance publique.

» *Le cadavre d'une victime de la fièvre typhoïde fait presque l'effet d'un meurtre.* C'est chose navrante, en vérité, de voir descendre à la tombe un organisme jeune, dans son plein épanouissement, chez qui tous les appareils étaient aptes à un fonctionnement parfait. » (J. Arnould, Congrès de Vienne, 1882.)

Si, au point de vue individuel, le cadavre d'une victime de la fièvre typhoïde fait l'effet d'un meurtre, comment qualifier, au point de vue social, cette inertie qui laisse chaque année disparaître une génération jeune, dans la force de l'âge, laquelle constitue pour la société les éléments qui doivent la perpétuer et assurer sa vitalité ? Aussi nous croyons qu'il appartient aux pouvoirs publics d'imposer aux municipalités l'obligation d'user du pouvoir que la loi leur donne pour assurer la santé publique.

La fièvre typhoïde étant une maladie *évitable,* l'Administration municipale a le devoir de prendre les mesures d'hygiène nécessaires pour la supprimer ou au moins la diminuer.

Mais l'organisation de la défense contre ce fléau doit reposer sur une formule étiologique précise ; aussi, sans entrer dans la discussion des différentes doctrines sur les causes de cette grave affection, nous admettrons trois facteurs principaux pouvant chacun jouer un rôle plus ou moins puissant dans l'éclosion et le développement de la fièvre typhoïde. Ce sont :

1° L'eau d'alimentation ;

2° Le sol ;

3° L'habitation.

Examinons d'abord sommairement les conditions sanitaires dans lesquelles ces trois facteurs peuvent agir à Nantes.

1° L'eau d'alimentation est puisée par l'habitant soit dans les puits des habitations, soit directement dans la Loire, soit indirectement dans ce fleuve, dans ce cas elle est fournie par le Service municipal qui la distribue ensuite sans lui faire subir aucune filtration. Cependant, pour certains abonnés, il est distribué une eau dite filtrée ; mais il faut que cette filtration soit bien incomplète, car il est possible d'apercevoir, à l'œil nu, en suspension dans cette eau, soi-disant filtrée, des corps minéraux ou des corps organiques vivants.

2° Le sous-sol est presque partout en contact avec les déjections des habitations. Les égouts sont incomplets, ou mal faits; ils ne sont jamais lavés à grande eau. La quantité d'eau fournie par le Service municipal étant insuffisante pour opérer un lavage régulier qui ne s'opère que par les pluies torrentielles. Les radiers n'étant pas cimentés, il s'opère facilement des fissures qui entretiennent le sous-sol humide et imprégné de matières organiques en décomposition.

3° Les habitations ont des fosses d'aisances mal étanches. Beaucoup ont un trop-plein qui permet l'écoulement dans le sous-sol voisin des liquides organiques ; d'autres ont un embranchement avec l'égout de la rue, mais très souvent cet embranchement est mal fait et il arrive que bien des fois les matières fécales ne se rendent même pas à l'égout incomplet, mais vont se perdre dans le sous-sol.

Telles sont les conditions générales de la salubrité dans notre ville. Avons-nous le droit de leur attribuer une part active dans l'éclosion de la fièvre typhoïde qui y règne pour ainsi dire d'une façon permanente ? C'est ce que nous allons étudier.

1° EAU ALIMENTAIRE.

A. — *Eau fournie par les puits des maisons.*

Dans un travail remarquable publié en 1885, par M. le professeur Andouard, ce chimiste distingué après avoir fait l'analyse chimique de plus de 1,000 échantillons d'eau prélevée dans les puits des maisons situées dans tous les quartiers de la ville, concluait ainsi : « Ce qui autorise à qualifier sévèrement les eaux des puits de Nantes, c'est qu'on y trouve en abondance du chlore, des nitrites, souvent de l'ammoniaque *et les bactéries de putréfaction*. Le doute à leur égard n'est pas permis, elles doivent leur pollution à des matières organiques d'origine animale. »

« La conclusion à tirer de ces constatations est facile : il faut supprimer l'usage des eaux des puits de la ville, en tant qu'eaux de boisson et même, s'il est possible, comme eaux d'utilisation. On ne peut espérer améliorer l'état déplorable des puits actuels. Les sources auxquelles ils s'abreuvent, qu'elles soient superficielles, moyennes ou profondes, sont contaminées d'une manière inévitable par *l'infiltration des liquides fermentescibles dont le sol est incessamment imprégné.* »

B. — *Eau fournie directement par la Loire.*

Cette eau, puisée directement dans le fleuve par l'habitant, a été souvent incriminée avec raison ; les analyses pratiquées dans les laboratoires de M. le Dr Miquel, de M. Andouard, de M. le Dr Rappin, avaient constaté, en 1890, en 1893, la présence en moyenne de 24,000 bactéries par centimètre cube.

Voulant apporter dans ce travail toutes les preuves scientifiques à l'appui de notre argumentation, nous avons voulu procéder à de nouvelles analyses chimiques et bactériologiques, et avec le concours de MM. les Drs Joüon et Rappin, nous avons nous-mêmes prélevé trois fois des échantillons d'eau, en prenant toutes les précautions indiquées, pour opérer dans des conditions identiques, à la même profondeur du fleuve et surtout pour éviter, avant leur transport aux laboratoires, des proliférations de nouveaux germes, plus dans un échantillon que dans un autre. Toutes les eaux prélevées étaient reçues dans des vases parfaitement stérilisés et placés aussitôt dans un milieu dont la température était celle de la glace fondante.

DÉNOMBREMENT BACTÉRIOLOGIQUE

DE L'EAU DE LA LOIRE.

Première analyse. — Le 27 janvier 1896, les Drs Fr. Joüon, G. Bertin et L. Rappin ont prélevé des échantillons d'eau de la Loire, 3 heures après le commencement du jusant, vers 9 heures du matin, au moment où les égouts de la ville avaient presque fini de déverser dans le fleuve les eaux provenant des usages domestiques et les ont introduits dans des flacons stérilisés, immédiatement placés dans une boîte remplie de glace.

Il n'était pas tombé de pluie depuis quinze jours et le niveau du fleuve était à + 0m,48 au-dessus de l'étiage.

Température de l'air atmosphérique, 6°,0.

Le puisage a été effectué à la profondeur de 50 centimètres et à 20 mètres de la rive droite, aux heures et aux stations ci-après indiquées :

1° 9 heures du matin. — Au droit de la nouvelle prise d'eau ;

2° 10h,5. — Bras Saint-Félix, en face l'usine Lefèvre-Utile ;

3° 11h,0. — En face l'entrepôt de la Chambre de Commerce ;

4° 11h,20. — En aval de l'usine Talvande et Douault ;

5° 11h,40. — En aval de Roche-Maurice au point dit l'usine brûlée ;

6° 12h,0. — Immédiatement en amont de Basse-Indre.

Les échantillons ont été portés à l'Ecole de Médecine, aussitôt leur prélèvement, et partagés entre les laboratoires de bactériologie et de chimie.

I. — LABORATOIRE DE BACTÉRIOLOGIE.

DIRECTEUR : M. LE PROFESSEUR RAPPIN.

Analyse I. — Echantillon recueillie à 100 mètres environ du pont de la Vendée. Récolte 9 heures (?)

Mise en train de l'analyse, 4 heures 25 du soir.

Pipette, 27 gouttes au centimètre cube.

L'analyse porte sur une dilution de 13 gouttes à $\frac{1}{500}$ soit $\frac{13}{27}$ de centimètre cube.

Ensemencé 8 plaques avec chacune trois gouttes de cette dilution, soit 24 gouttes.

1re numération, le 2 février 1896. Bactéries 18, moisissures, 0.

2e numération, le 9 février 1896. Bactéries 23, moisissures, 6.

3e numération, le 17 février 1896. Bactéries 29, moisissures, 14.

Après calculs ces nombres donnent, ramenés au centimètre cube, eau de la Loire.

1re numération, 8e jour, 10,125 bactéries, moisissures 0.
2e numération, 14e jour, 12,930 bactéries, moisissures 3,375.
3e numération, 23e jour, 16,484 bactéries, moisissures 7,871.

Analyse II. — Echantillon recueilli à 100 mètres environ en aval de la prise d'eau actuelle (Richebourg).

Récolte 10 heures 5 minutes du matin.

Mise en train de l'analyse, 5 heures du soir.
Pipette, 24 gouttes au centimètre cube.
L'analyse porte sur une dilution de 12 gouttes ou 1/2 cc. à $\frac{1}{500}$.
Ensemencé 6 plaques avec 3 gouttes et 2 avec 2 gouttes, soit 22 gouttes de cette dilution.

1re numération, 3 février 1896. Bactéries 19, moisissures, 2.
2e numération, 9 février 1896. Bactéries 26, moisissures, 4.
3e numération, 17 février 1896. Bactéries 35, moisissures, 11.

Résultats par centimètre cube d'eau de Loire.

1re numération, 8e jour, 10,360 bactéries, moisissures 1,088.
2e numération, 14e jour, 14,254 bactéries, moisissures 2,180.
3e numération, 23e jour, 18,080 bactéries, moisissures 6,000.

Analyse III. — Echantillon recueilli à 300 mètres environ en aval, en face de l'entrepôt des Salorges.

Récolte à 11 heures.

Mise en train de l'analyse, 5 heures 45 du soir.
Pipette, 32 gouttes au centimètre cube.
L'analyse porte sur 32 gouttes, soit 1 cc. dilué à $\frac{1}{1,000}$.
Ensemencé 8 plaques à 3 gouttes chacune, soit 24 gouttes de cette dilution.

1re numération, 3 février 1896. Bactéries 16, moisissures, 2.
2e numération, 9 février 1896. Bactéries 18, moisissures, 5.
3e numération, 23 février 1896. Bactéries 24, moisissures, 10.

Résultats par centimètre cube d'eau de Loire.

1re numération, 8e jour. Bactéries 21,333, moisissures 2,909.

2e numération, 14e jour. Bactéries 22,750, moisissures 6,660.

3e numération, 23e jour. Bactéries 32,000, moisissures 13,330.

Analyse IV. — Echantillon recueilli en face l'usine Pilon, à Chantenay à 11 heures 20.

Mise en train de l'analyse, 6 heures 10 du soir.

Pipette, 24 gouttes au centimètre cube.

L'analyse porte sur une dilution de 16 gouttes à $\frac{1}{1,000}$.

Par suite d'un accident ou à l'emploi de plaques de verre au lieu de boites de Petit, je ne puis ensemencer que 6 de ces plaques, 4 avec 3 gouttes et 2 avec 2 gouttes, soit en tout 16 gouttes de la dilution.

1re numération, 3 février 1896. Bactéries 16, moisissures, 0.

2e numération, 9 février 1896. Bactéries 35, moisissures, 7.

Résultats par centimètre cube d'eau de Loire.

1re numération, 8e jour. Bactéries 1,200, moisissures, 0.

2e numération, 14e jour. Bactéries 20,000, moisissures, 5,200.

Nota. — Les résultats de cette analyse ont été faussés par plusieurs causes, d'abord comme il est dit au moment même de la mise en train de l'analyse, ensuite par des manipulations étrangères dont la gélatine des plaques portait les traces.

Analyse V. — Echantillon recueilli au-dessous de Roche-Maurice.

Récolte 11 heures 40 minutes du matin.

Mise en train de l'analyse, 6 heures 35 du soir.

Pipette, 24 gouttes au centimètre cube.

L'analyse porte sur une dilution de 24 gouttes ou 1 centimètre cube à $\frac{1}{1,000}$.

Ensemencé 6 plaques avec 3 gouttes et 2 avec 2 gouttes, soit 22 gouttes de cette dilution.

1re numération, 3 février 1896. Bactéries 23, moisissures, 2.

2e numération, 9 février 1896. Bactéries 33, moisissures, 5.

3e numération, 17 février 1896. Bactéries 41, moisissures, 15.

Résultats par centimètre cube d'eau de Loire.

1re numération, 8e jour. Bactéries 25,090, moisissures, 2,180.
2e numération, 14e jour. Bactéries 36,000, moisissures, 5,450.
3e numération, 23e jour. Bactéries 44,720, moisissures, 16,350.

Analyse VI. — Echantillon recueilli à 300 mètres environ en amont de la Basse-Indre.

Récolte 12 heures du matin.

Mise en train de l'analyse, 7 heures 5 minutes du soir.
Pipette, 25 gouttes au centimètre cube.
L'analyse porte sur une dilution de 25 gouttes, soit 1 centimètre cube d'eau de Loire à $\frac{1}{1000}$.
Ensemencé 8 plaques avec 3 gouttes chacune de cette dilution.

1re numération, 3 février 1896. Bactéries 22, moisissures, 1.
2e numération, 9 février 1896. Bactéries 34, moisissures, 1.
3e numération, 17 février 1896. Bactéries 43, moisissures, 5.

Résultats par centimètre cube d'eau de Loire.

1re numération, 8e jour. Bactéries 22,960, moisissures, 1,090.

2e numération, 14e jour. Bactéries 35,410, moisissures, 1,090.

3e numération, 23e jour. Bactéries 44,660, moisissures, 5,208.

Tableau synoptique des résultats des 6 analyses

(Bactéries et moisissures contenues par centimètre cube d'eau de Loire)

	1re numération bactéries.	8e jour moisissures.	2e numération bactéries.	14e jour moisissures.	3e numération bactéries.	23e jo moisissı
Analyse I..	10.125	0	12.930	3.375	16.484	7.87
Analyse II.	10.360	1.088	14.254	2.180	18.080	6.0[illegible]
Analyse III.	21.333	2.909	22.750	6.660	32.000	13.3[illegible]
Analyse IV.	12.000 (?)	0 (?)	20.000 (?)	5.200 (?)	(?)	(?)
Analyse V.	25.090	2.180	36.000	5.450	44.720	16.35
Analyse VI.	22.960	1.090	35.410	1.090	44.660	5.20

Nota. — Les conditions relatives à la récolte des échantillons d'eau de Loire, étiage du fleuve, état de la marée, température, etc., etc., ont été notées par M. le professeur Joüon.

Les conditions relatives aux analyses elles-mêmes sont celles déjà exposées pour chacune d'elles.

La méthode employée est celle des dilutions du Dr Miquel.

Les plaques de gélatine étaient exposées à une température d'environ 14 à 15° cent.

Nantes, le 23 février 1896.

Dr RAPPIN.

II. — LABORATOIRE DE CHIMIE.

Directeur : M. le professeur Andouard.

Chacun des échantillons remis au laboratoire de chimie a été dilué à 1 °/oo, après agitation violente et au moyen d'eau distillée stérilisée.

Les ensemencements ont été pratiqués avec ces dilutions prises, après agitation préalable, avec des pipettes stérilisées donnant respectivement de 25 à 30 gouttes d'eau par centimètre cube.

L'opération a été exécutée le 27 janvier, de 2 heures à 4 heures du soir. Chaque échantillon d'eau de la Loire a été ensemencé dans quatre tubes de 3 centimètres de diamètre sur 18 centimètres de longueur, contenant de la gélatine nutritive, ramollie à la température de 30°. Les doses de dilutions employées variaient de 2 à 4 gouttes par tube. Aussitôt l'ensemencement, la gélatine, soigneusement mélangée à l'eau introduite, était étalée en couche régulière sur toute la surface du tube. L'ensemble des tubes a été placé de suite dans des boîtes soustraites à l'influence de la lumière solaire.

La numération des colonies développées a été effectuée deux fois par semaine, pendant 24 jours. Les calculs de toutes les observations, rapportés à un centimètre cube de l'eau du fleuve et établis par périodes d'une semaine, sont réunis dans le relevé suivant :

LIEU DU PUISAGE.	1re Semaine.		2e Semaine.		3e Semaine.	
	Bactéries.	Moisissures.	Bactéries.	Moisissures.	Bactéries	Moisissures.
Nouvelle prise d'eau.	7.920	152	11.050	4.075	14.250	6.928
Bras Saint-Félix	14.182	647	29.006	1.692	46.154	3.972
Entrepôt..........	17.238	0	18.640	0	31.126	7.314
Usine Talvande et Donault.........	13.692	1.874	25.510	3.936	58.206	10.567
Roche-Maurice......	15.378	98	24.853	2 915	43.300	6.722
Basse-Indre........	16.485	2.044	27.124	3.278	32.975	8.100

Le rapprochement des nombres ci-dessus et ceux qui ont été obtenus au laboratoire de bactériologie, conduit aux moyennes ci-dessous :

LIEU DU PUISAGE.	MOYENNES		TOTAL
	Bactéries.	Moisissures.	DES MICROBES par cent. cube.
Nouvelle prise d'eau..........	15.367	7.344	22.711
Bras Saint-Félix.............	32.117	4.986	37.103
Entrepôt..................	31.563	10.322	41.885
Usine Talvande et Donault.....	58.206	10.567	69.773
Roche-Maurice, usine brûlée....	44.010	11.536	55.546
Basse-Indre................	38.817	6.754	45.571

En même temps que les échantillons destinés à l'examen bactériologique, d'autres, d'un volume plus important, avaient été recueillis pour le dosage des principes organiques en dissolution dans l'eau de la Loire.

Cette évaluation a été faite au moyen du permanganate de potassium, d'après la méthode de Kubel-Tiemann. Les matières organiques ont été comptées en acide oxalique et calculées pour un litre d'eau :

Lieu du puisage.	Matières organiques.
Nouvelle prise d'eau...............	0g,0050
Bras Saint-Félix...................	0, 0061
Entrepôt..........................	0, 0052
Usine Talvande et Douault...........	0, 0045
Roche-Maurice......................	0, 0292
Basse-Indre.......................	0, 0071

De ces chiffres on peut déduire, tout d'abord, que l'eau de la Loire, puisée dans le fleuve lui-même, est deux ou trois fois moins chargée de substances organiques qu'elle ne l'est dans la canalisation du service public de la ville.

En second lieu, il est impossible de n'être pas frappé du maximum que prennent ces substances organiques à Roche-Maurice. Leur subit accroissement doit tenir au déversement dans le fleuve des eaux résiduaires des usines qui bordent la prairie de Chantenay. La dilution qu'elles éprouvent, dans la masse d'eau considérable du fleuve, doit promptement les ramener au taux normal ; cependant, sur les rives de Basse-Indre, elles sont encore en proportion un peu plus élevée qu'au milieu de la ville de Nantes.

Il pourra paraître surprenant aussi que, dans le bras Saint-Félix, en amont de Nantes, le quantum organique soit plus fort que dans le reste de la traversée urbaine. En ce point, en effet, un seul égout, celui de Richebourg, a souillé la Loire.

Vraisemblablement cet excédent ne relève que des hasards du puisage et du débit de l'égout ; il faut s'attendre à le voir se déplacer, dans des prélèvements ultérieurs.

DÉNOMBREMENT BACTÉRIOLOGIQUE

DE L'EAU DE LA LOIRE.

Deuxième analyse. — Le 9 mai 1896, un nouveau prélèvement des eaux de la Loire a été effectué par les opérateurs qui avaient procédé à celui dont il vient d'être question et en observant les précautions déjà indiquées. Le jusant avait commencé à devenir sensible à 7 heures 1/2 du matin.

Depuis près d'un mois, il n'était tombé qu'une quantité de pluie insuffisante.

Niveau du fleuve : 0m,23 au-dessous de l'étiage.

Température de l'air atmosphérique : 16°.

Le puisage a eu lieu, dans les conditions du 27 janvier, aux stations qui suivent :

1° 8 heures 10 du matin. Au droit de la nouvelle prise d'eau, sur la rive droite.

2° 8 heures 55. Au pied du puits Lefort (rive gauche).

3° 9 heures 1/2. En face l'usine Lefèvre-Utile.

4° 9 heures 55. En face l'Entrepôt (rive droite).

5° 10 heures 5. Bras de Pirmil (rive gauche), près le ponton de Trentemoult.

6° 10 heures 13. En face l'usine Pilon (rive droite).

7° 10 heures 25. En face l'usine brûlée, près la balise.

8° 10 heures 38. En amont de Basse-Indre, à l'extrémité de la digue (rive droite).

9° 10 heures 55. En face la digue de Couëron, en amont de l'usine.

10° En amont du Pellerin, à 20 mètres de la rive gauche et de la digue.

Les ensemencements ont été pratiqués, dans les deux laboratoires de bactériologie et de chimie, avec des dilutions à 1 pour 500 et, suivant la même méthode, dans de la gélatine nutritive. La numération des colonies a été faite régulièrement jusqu'au 1er juin. Elle a donné les résultats qui sont résumés dans le tableau ci-après :

LIEU DU PUISAGE.	Laboratoire de bactériologie.		Laboratoire de chimie.	
	Bactéries.	Moisissures	Bactéries.	Moisissures.
Nouvelle prise d'eau...	45.000	20.750	51.415	12.496
Puits Lefort..........	6.330	22.160	15.131	18.914
Usine Lefèvre-Utile....	24.000	38.000	29.200	19.509
Entrepôt............	58.000	11.450	40.798	26.618
Ponton de Trentemoult.	12.000	10.900	16.550	9.825
Usine Pilon..........	25.300	2.100	25.687	4.043
Usine brûlée.........	13.600	5.210	10.313	3.860
Basse-Indre..........	11.000	11.000	17.030	8.300
Couëron.............	18.000	5.000	21.826	6.578
Le Pellerin...........	10.520	24.000	13.290	7.168

LIEU DU PUISAGE.	MOYENNES.		TOTAL des microbes par cent. cube.
	Bactéries.	Moisissures.	
Nouvelle prise d'eau....	48.208	16.623	64.831
Puits Lefort...........	10.730	20.537	31.267
Usine Lefèvre-Utile.....	26.600	28.754	55.354
Entrepôt......	49.399	19.034	68.433
Ponton de Trentemoult..	14.275	10.362	24.637
Usine Pilon...........	25.493	3 074	28.567
Usine brûlée..........	11.957	4.535	16.492
Basse-Indre...........	14.015	9.650	23.665
Couëron..............	19.913	5.789	25.702
Le Pellerin...... ...	11.905	15.584	27.489

Comme au 27 janvier, des échantillons d'un volume plus important avaient été recueillis pour le dosage des matières organiques en dissolution dans l'eau du fleuve.

Cette évaluation a été pratiquée à l'aide du permanganate de potasse, suivant la méthode de Kubel-Tiemann. Les matières organiques ont été comptées en acide oxalique et calculées pour un litre d'eau.

Lieu du puisage.	Matières organiques.
Nouvelle prise d'eau (rive droite)...........	0.0049
Puits Lefort (rive gauche)	0.0047
Bras Saint-Félix, usine Lefèvre-Utile	0.0062
Entrepôt, en amont de l'île Mabon..........	0.0079
Ponton de Trentemoult, bras de Pirmil (rive gauche)	0.0058
Usine Pilon ou Talvande et Douault..........	0.0085
Roche-Maurice, usine brûlée................	0.0073
Basse-Indre...............................	0.0057
Couëron..................................	0.0054
Le Pellerin (rive gauche), en amont de la digue.	0.0051

DÉNOMBREMENT BACTÉRIOLOGIQUE

DES EAUX DE LA LOIRE.

Troisième analyse. — Prélèvement du 4 juin 1896.

Niveau du fleuve : 0m,52 au-dessous de l'étiage.

Température de l'air : 18°.

Heure de la pleine mer : 9 heures.

Le prélèvement des échantillons a été fait, en observant les précautions déjà indiquées, aux heures et aux lieux ci-après désignés :

1° 9 heures du matin. Au Pellerin.

2° 9 heures 10. En face la digue de Couëron.

3° 9 heures 35. A Basse-Indre, près la digue.

4° 9 heures 55. En face l'usine brûlée.

5° 10 heures 25. En face l'usine Pilon.

6° 10 heures 40. En face le ponton de Trentemoult (rive gauche).

7° 11 heures. En face les Salorges.

8° Midi 3/4. En face l'usine Lefèvre-Utile.

9° 1 heure du soir. Nouvelle prise d'eau (rive droite).

10° 1 heure 1/4. En face le puits Lefort (rive gauche).

11° 4 heures 1/2. Borne-fontaine au coin des rues Copernic et Cassini.

12° 4 heures 3/4. Borne-fontaine chaussée de la Madeleine.

Il n'y a rien eu de changé aux procédés d'ensemencement des eaux dans la gélatine nutritive. La numération effectuée chaque semaine, a donné, le 21e jour, les résultats suivants :

LIEU DU PUISAGE.	Laboratoire de bactériologie		Laboratoire de chimie.	
	Bactéries	Moisissures.	Bactéries	Moisissures
Le Pellerin	10.415	12.500	12.950	9.620
Couëron	28.100	15.160	23.248	11.745
Basse-Indre	13.600	13.600	16.092	9.570
Usine brûlée..........	27.000	10.000	15.860	8.150
Usine Pilon...........	26.120	7.120	21.476	9.264
Trentemoult...........	50 600	9.300	40.100	11.930
Entrepôt.............	57.300	17.300	61.625	20.708
Usine Lefèvre-Utile....	32 250	16.600	29.960	18.410
Nouvelle prise d'eau ...	9.400	15.680	20.350	12.000
Puits Lefort..........	22.560	23.750	18.100	20.480
Rue Copernic (13e jour)	79.680	46.800	96.700	52.624
Chaussée Madeleine....	44.800	19.800	78.260	30.518

LIEU DU PUISAGE.	MOYENNES.		TOTAL des microbes par cent. cube.
	Bactéries.	Moisissures.	
Le Pellerin............	11.458	11.060	22.518
Couëron	12.837	13.453	26.290
Basse-Indre	14.846	11.585	26.431
Usine brûlée...........	21.430	9.075	30.505
Usine Pilon	23.798	8.192	31.990
Trentemoult...........	45.350	10.615	55.965
Entrepôt..............	59.463	19.004	78.467
Usine Lefèvre-Utile.....	31.105	17.505	48.610
Nouvelle prise d'eau.....	14 875	13.840	28.715
Puits Lefort...........	20.330	22.115	42.445
Rue Copernic..........	96.700	52.624	149.324
Chaussée Madeleine.....	61.530	25.159	86.689

Matières organiques par litre et en acide oxalique.

Le Pellerin	0g0045
Couëron	0,0043
Basse-Indre	0,0043
Usine brûlée	0,0056
Usine Pilon	0,0138
Trentemoult	0,0054
Entrepôt	0,0082
Usine Lefèvre-Utile	0,0057
Nouvelle prise d'eau	0,0051
Puits Lefort	0,0058
Rue Copernic	0,0110
Chaussée Madeleine	0,0105

Ces nombreuses analyses, faites sur des eaux puisées dans les mêmes endroits, à des heures différentes pour connaître l'action du jusant ou du flot sur leur composition, ont permis d'établir une moyenne qui représente exactement soit leur teneur en microbes par centimètre cube, soit leur quantum en matières organiques par litre. Mais il est également important de connaître, par rapport à la prise d'eau actuelle, la distance qui sépare cette prise d'eau de l'endroit où les eaux soumises à l'analyse ont été puisées directement dans le fleuve. En effet, nous voyons de grandes variations se produire suivant l'endroit du puisage fait soit en aval, soit en amont de la prise actuelle.

On sait que la prise d'eau actuelle est fixée au centre des égouts de Doulon et du boulevard Sébastopol; or, nous avons, par rapport à cette prise d'eau, les résultats suivants :

	Microbes.	Matières organiques.
1° En aval, à 200 mètres au-dessous, en face l'usine Lefèvre-Utile.	47,022	0g0060

			Microbes.	Matières organiques.
2°	—	à 3 kilomètres au-dessous de l'usine Lefèvre, en face l'Entrepôt............	61,928	0,0074
3°	En aval,	à 1 kilomètre au-dessous de l'Entrepôt, sur la rive gauche, près du ponton de Trentemoult.........	40,300	0,0056
4°	—	à 900 mètres au-dessous du ponton, en face l'usine Pilon..................	43,443	0,0089
5°	—	à 2,500 mètres au-dessous l'usine Pilon, en face l'usine brûlée............	34,181	0,0140
6°	—	à 2,700 mètres au-dessous l'usine brûlée, en amont de Basse-Indre.........	31,889	0,0057
7°	—	à 4,500 mètres au-dessous de Couëron, en amont du Pellerin...............	25,003	0,0048

Ces chiffres démontrent l'intensité de la contamination des eaux de la Loire par les déjections des habitants; d'abord par le chiffre de 47,022 donné par l'eau puisée à 200 mètres en aval de la prise actuelle, puis par le chiffre de 61,928 fourni par l'eau puisée en face l'Entrepôt qui avait reçu la totalité des égouts de la ville.

Ce chiffre a diminué de beaucoup pour les eaux puisées ensuite en aval, mais il se maintient encore à un taux élevé parce que ces eaux d'aval continuent à recevoir les produits résiduaires des usines situées dans les prairies de Chantenay.

	Microbes.	Matières organiques.
1° En amont, à 2,800 mètres au-dessus de la prise actuelle à l'endroit dit « nouvelle prise d'eau » sur la rive droite...............	38,752	0g0050
2° — en face, sur la rive gauche, au puits Lefort...	35,856	0,0056

chiffres qui prouvent que l'eau la plus pure est celle de la rive gauche, près la grève de Beaulieu, et que les égouts de Doulon, du boulevard Sébastopol, ont chargé de 12,000 microbes l'eau qui est aspirée à la prise actuelle.

Examinons maintenant les eaux puisées aux bornes-fontaines :

1° La borne-fontaine située rue Copernic est placée, à vol d'oiseau, à une distance de 750 mètres de l'usine du service d'eau.

	Microbes.	Matières organiques.
Son eau contient..................	149,324	0g0110
2° La borne-fontaine située chaussée de la Madeleine est placée à 1,350 mètres de l'usine, à vol d'oiseau.		
Son eau renferme..................	86,689	0,0100

Ainsi, l'eau de la borne-fontaine de la rue Copernic, ayant moitié moins de canalisation à parcourir que l'eau de la borne-fontaine de la chaussée de la Madeleine, possède cependant le double de microbes, ce qui prouve évidemment que la canalisation qui alimente le quartier Copernic, ou 5e canton, est plus contaminée; aussi nous expliquons-nous le chiffre beaucoup plus élevé de fièvre typhoïde et de décès typhoïques dans le 5e canton.

Nous pouvons maintenant établir la classification des eaux de Nantes suivant la pureté, c'est-à-dire suivant leur teneur en microbes et en matières organiques.

Numéros.	LIEU DE PUISAGE.	NOMBRE de microbes par centimètre cube.	QUANTITÉ de matières organiques par litre.
1	Le Pellerin	25,003	0g0048
2	Couëron	25.996	0,0049
3	Basse-Indre	31,889	0,0057
4	Roche-Maurice, en face l'usine brûlée	34.181	0,0140
5	En face le puits Lefort, rive gauche.	36,856	0,005
6	Nouvelle prise d'eau, rive droite	38,752	0,005
7	Trentemoult près du ponton, rive gauche	40,300	0,0056
8	En face les usines Talvande et Pilon	43,443	0,0089
9	En face l'usine Lefèvre-Utile, bras Saint-Félix	47,022	0,006
10	En face l'Entrepôt	61,928	0,0074
11	Borne-fontaine sise chaussée de la Madeleine	86,689	0,0105
12	Borne-fontaine sise rue Copernic au coin de la rue Cassini	149,324	0,0110

Ce tableau nous montre que le nombre des microbes n'est pas toujours en rapport avec la quantité de matières organiques : nous voyons, en effet, l'eau puisée à Roche-Maurice donner 34,181 microbes et un chiffre très élevé de matières organiques : 0 gr. 014. Nous le comprenons en nous rappelant que l'usine Gouraud déverse en Loire une quantité énorme d'hypochlorite et de sulfite de chaux qui détruisent les microbes, mais chargent l'eau du fleuve d'une quantité considérable de matières organiques provenant du lavage des pâtes de papier.

Remarquons aussi que l'eau puisée près du ponton de

Trentemoult a fourni à la seconde prise d'échantillon un chiffre élevé de microbes dû au refoulement par la marée de toutes les eaux provenant de Chantenay et que c'est à la pleine mer que nous avons puisé près du ponton l'échantillon de la deuxième analyse,

Il est aussi utile de faire observer que l'eau puisée sur la rive gauche, en face le puits Lefort, offre une diminution assez notable de microbes, surtout si on la compare à l'eau puisée directement au-dessus du tuyau d'aspiration de la nouvelle prise d'eau. Il est vrai que, pour le moment où le puisage a été opéré, ces deux eaux renfermaient la même proportion de matières organiques : 0,005 par litre. Mais en sera-t-il ainsi au moment du rouissage ? Il sera donc sage de fixer le tuyau d'aspiration au milieu du fleuve pour éviter cette contamination possible signalée déjà dans le travail de M. Andouard, qui avait également constaté que les eaux de la rive droite étaient moins pures que celles de la rive gauche.

Enfin, nous trouvons encore une fois de plus que les eaux de la plus mauvaise qualité ont été fournies par les bornes-fontaines du Service municipal. Ces eaux, indépendamment du chiffre très élevé de microbes qu'elles renferment, ont fourni un quantum de matières organiques qui dépasse celui de toutes les eaux de la Loire, excepté pour celle puisée en face l'usine brûlée. Il est très important de remarquer que l'eau la plus mauvaise, c'est-à-dire la plus riche en microbes et en matières organiques a été fournie par le Service municipal alimentant la borne-fontaine de la rue Cassini ; or, cette eau a été puisée par nous le 4 juin, au moment où toutes les maisons voisines recevaient cette même eau venant de la borne-fontaine située sur le plateau le plus élevé du quartier, et c'est dans ces maisons, pendant les mois de mai et de juin, que l'on a constaté un plus grand nombre de cas de fièvre typhoïde, dont plusieurs se sont terminés par la mort.

Nous avions déjà signalé ce fait malheureux dans notre travail sur l'épidémie de 1892-1893 dans lequel nous faisions remarquer que toutes les bornes-fontaines fournissaient une eau plus contaminée que celle qui était puisée directement dans le fleuve.

C. — *Eau fournie par le Service municipal.*

Constatons tout d'abord que l'Administration municipale, en se substituant à la Compagnie des Eaux, n'a rien changé aux conditions de puisement et de nature de l'eau qu'elle distribue aujourd'hui aux habitants de Nantes.

Ainsi, la prise d'eau est restée située au même endroit, dans les conditions les plus insalubres, recevant à sa bouche d'aspiration par le canal de la gare toutes les matières fécales du boulevard Sébastopol, de Doulon ; de plus, les canalisations n'ont été ni modifiées, ni nettoyées ; la quantité d'eau distribuée est restée, à peu près, dans les mêmes proportions, ce qui nous permet d'élever pour l'eau distribuée par le Service municipal les mêmes critiques que nous avons cru devoir établir en 1894 pour l'eau distribuée par la Compagnie des Eaux.

Ainsi, sur 121 analyses pratiquées par M. le professeur Andouard, en 1894, sur des échantillons d'eau recueillie à des bornes-fontaines dans les différents quartiers de la ville, le résultat a été tel que l'on peut dire qu'il n'y a pas une seule eau distribuée à Nantes par le Service municipal, renfermant moins de 0g,010 de matières organiques ; que les réservoirs du service, que presque toutes les bornes-fontaines fournissent une eau dont la teneur en matières organiques oscille entre 0g,012 et 0g,015, et que certaines fontaines publiques ont donné même 0g,016 (rue de la Bastille) et jusqu'à 0g,027 (rue des Hauts-Pavés). Il est utile de remarquer qu'en général on déclare potables les eaux qui contiennent au plus 5 milligrammes de matières azotées.

En terminant son rapport, notre savant Collègue écrivait à M. le Maire : « *Toutes ces eaux sont défectueuses : elles contiennent trop de substances organiques et une partie de ces substances est de nature putride. Elles ne s'améliorent certainement pas en traversant la canalisation de la ville ; toutefois, c'est le fleuve lui-même qu'il faut surtout accuser.* »

Certes, nous pouvons accuser, à coup sûr, le fleuve lui-même de nous fournir une eau impure, puisque nous savons qu'il reçoit directement par les égouts toutes les déjections et les eaux de lavage d'un sol contaminé par les fosses d'aisances mal étanches ou par leur trop-plein, mais l'impureté des eaux de ce fleuve est certainement augmentée par le choix de la prise d'eau du Service municipal, qui reste placé dans un endroit réputé très insalubre et condamné déjà bien des fois par notre Conseil d'hygiène.

Aussi, voyons-nous l'eau de la borne-fontaine du quai des Constructions contenir le bacille du choléra. (Epidémie de choléra 1892. Analyse du Dr Rappin) ; celle distribuée rue Gresset, dans une maison qui a eu un décès typhoïque, renfermer le bacille typhique (*Gazette médicale,* 15 avril 1894).

Ainsi, tous les germes pathogènes transmis au fleuve par les égouts, sont de nouveau aspirés par le Service municipal et distribués aux habitants. Cercle vicieux dont nous ne pouvons sortir que par une réorganisation complète de ce service. Mais quand, hélas ! Les canalisations, ne recevant jamais de chasse puissante, finissent par se recouvrir dans leur intérieur d'une matière incrustante formée par le dépôt successif de produits organiques, tels que : moules, anguilles, chevrettes, mollusques, dont les cadavres, en se putréfiant, favorisent la formation de ptomaines qui contaminent davantage l'eau et la rendent plus dangereuse.

M. Rappin ayant délayé une certaine quantité de cette matière incrustante avec du bouillon stérilisé et ayant injecté cette liqueur à deux lapins, a vu l'un d'eux succomber en 36 heures à une septicémie et l'autre présenter, au point d'inoculation, tous les signes d'une inflammation localisée. Cette double expérience confirme ce que la science nous avait appris déjà depuis longtemps. On connaît, en effet, les accidents toxiques si nombreux déterminés par l'ingestion de moules et mollusques altérés; aussi est-il rationnel d'admettre que les cadavres de ces corps organiques infectent ces mêmes corps vivants, dont l'observation constate chaque jour la présence dans l'eau distribuée sans filtration sérieuse, exaltent leur virulence en augmentant leur toxicité et déterminent ainsi, par la dissolution, le pouvoir infectieux de l'eau qui les a lavés et qui, absorbée, provoque une symptômatologie assez grave pour augmenter le chiffre de la mortalité chez les sujets contaminés par l'usage de cette eau alimentaire.

On comprend alors les cas si nombreux de fièvre typhoïde constatés dans les hauts quartiers où l'eau n'arrive que sous une faible pression qui provoque un ralentissement de la circulation, un séjour plus prolongé et, par conséquent, une dissolution en plus grande quantité de ces toxines déposées sur les parois des tuyaux.

A cette cause nous devons ajouter un autre effet qui se produit dans ces tuyaux par les fissures qui peuvent y exister et qui laissent introduire dans leur intérieur des produits dangereux venant du sous-sol.

A cet égard, notre honoré vice-président M. le Dr Leduc s'exprime ainsi :

Dans les hauts quartiers de la ville, les fosses d'aisance ne sont ni étanches, ni vidangées, leur trop-plein s'écoule dans le sous-sol perméable qui repose sur le rocher imperméable. Les conduites d'eau d'alimentation sont placées dans ce sol imprégné de matières fécales. Par suite de fermeture des conduites pour réparations, de consommation plus grande que l'apport d'eau ou pour d'autres raisons, il se produit souvent dans certaines parties de la canalisation un vide aspirant dont on peut constater expérimentalement l'existence en plaçant un verre d'eau à un robinet que l'on ouvre ; l'eau est alors bruyamment aspirée.

Cette aspiration doit au même moment s'exercer par les fuites des joints sur le sol contaminé, de telle sorte que, dans ces quartiers, le service d'eau doit puiser les matières fécales dans le sol pour les distribuer avec l'eau d'alimentation.

L'existence d'une fuite dans un endroit contaminé sur le trajet d'un conduit alimentant une maison expliquerait la prédominance de la fièvre typhoïde dans certains immeubles.

Le remède à cet état de choses serait d'éviter la contamination du sous-sol par la pratique de tout à l'égout, d'éviter les fuites et d'entretenir constamment la pression.

2° LE SOL.

La ville de Nantes est assise presque entièrement sur un fond uniforme de micaschiste, duquel quelques roches font saillie ; mais les bords de la Loire sont constitués par des alluvions recouvertes par des remblais de nature variée, qui constituent pour ainsi dire le sous-sol sur lequel reposent les maisons situées le long du fleuve.

La plupart des maisons n'ont pas de fosses d'aisances étanches. 8,000 maisons sur 10,000 sont dans ce cas (M. le Maire, séance du Conseil municipal du 21 février 1896) ; beaucoup de propriétaires évitent les frais de vidange en établissant des trop-pleins qui permettent ainsi aux cuves de ne jamais se remplir. Les liquides qui se déversent par ces trop-pleins se perdent dans le sous-sol. Une certaine quantité de ces maisons ont bien un embranchement qui se rend à l'égout de la rue, mais ces petites canalisations, connues sous le nom de touc, sont mal faites ; elles ont un radier presque horizontal et s'obstruent facilement ; il arrive alors souvent que des maisons conservent pendant plusieurs années ces toucs obstrués, continuent à déverser dans la fosse commune, matières fécales, eaux domestiques qui, alors diluées, s'échappent par les fissures plus ou moins grandes de ces toucs et vont se perdre dans le sous-sol environnant.

C'est au bout de plusieurs mois et même d'années, que les locataires de ces maisons, surpris par une humidité inconnue du sol ou par l'apparition de mauvaises odeurs, demandent la vérification de l'état du touc.

Nous pourrions citer des maisons situées dans des quartiers réputés les plus aisés où ces accidents se sont produits et n'ont été reconnus qu'au bout de plusieurs années.

Quelques rues n'ont pas d'égouts proprement dits ; mais ceux qui existent sont bien incomplets : construits à une époque déjà très ancienne, ils ne réunissent pas les conditions de salubrité nécessaires. Leur radier est plat, ils ne sont pas ovoïdes, ont tous une forme quadrangulaire et leur visite est impossible, vu leur exiguité.

Cependant, M. le professeur Joüon (séance du Conseil municipal du 27 mars 1896) leur a reconnu certaines qualités. Ils s'entretiennent tout seuls, dit-il, ils reçoivent tout ce qu'on y jette, eaux ménagères et industrielles, sables, fumier et débris venant des rues, trop-plein des fosses d'aisances et sur nos quais, les immondices elles-mêmes, sans jamais s'obstruer. Il sait bien qu'il y a parfois des engorgements, mais ces engorgements ne sont pas dus, selon lui, à la mauvaise qualité des égouts, ils sont dus aux branchements des maisons allant directement au fleuve et cent fois disloqués par les travaux publics.

Le danger des fissures des égouts n'existe pas pour notre distingué confrère ; aussi, attribue-t-il la contamination du sous-sol, le retour à la maison des émanations, aux mauvaises dispositions des branchements, aux fosses d'aisances qui sont à fleur du sol, stagnantes et non étanches, qui laissent fuir leur contenu dans les couches meubles et les infectent.

C'est par le touc, ajoute-t-il, que l'intérieur de l'habitation s'infecte ; de la fosse fixe ou de l'égout mal irrigué, gaz méphitique, vapeurs et poussière pénètrent dans l'atmosphère de la maison et la souillent.

Malgré toute son indulgence pour nos égouts, l'honorable Conseiller municipal reconnaît la supériorité des cunettes ovoïdes sur les fonds plats, la nécessité d'établir des collecteurs partiels qui, sur la rive droite de l'Erdre, draineront l'eau vanne de ses coteaux pour la conduire en Loire, l'obligation de construire immédiatement des branchements qui seraient poursuivis, non pas jusqu'à 60 centimètres, mais jusqu'à l'aplomb des maisons, afin d'établir des siphons de pied qu'il serait sage de faire poser par la ville, et non par les propriétaires, pour être assuré de leur parfait fonctionnement.

Le projet, ainsi présenté par notre honoré confrère, apporterait de sérieuses améliorations à notre hygiène urbaine et réaliserait de grandes économies ; mais nous pensons qu'il serait insuffisant pour nous procurer toutes les réformes si nécessaires à l'assainissement de notre cité. En effet, au collecteur partiel latéral à l'Erdre demandé par M. Joüon, il faudrait ajouter un collecteur partiel pour le 4e canton ; de plus, pour conduire en Loire toutes ces eaux vannes et recevoir tous les branchements établis avec siphon de pied, comme le désire notre collègue, à la base de chaque maison, des quais de la Fosse, un collecteur latéral à la Loire serait également nécessaire.

Mais jusqu'à quelle distance conduira-t-on ce collecteur latéral à la Loire ? Si on le termine en Loire, en amont de Chantenay, on commet une faute grave pour l'avenir, car certainement cette commune sera, un jour ou l'autre, annexée à Nantes, et, comme elle n'a pas d'égouts, la poursuite de ce collecteur au delà de son territoire s'impose.

Si, maintenant, le Conseil central d'hygiène de France autorise la ville de Nantes à établir le système de tout à l'égout, il lui imposera en même temps l'obligation de purifier chimiquement ses eaux vannes, afin de ne pas contaminer les populations placées en aval, alors l'usine d'épuration chimique devra nécessairement être placée en aval de Chantenay pour recevoir les eaux vannes d'une population si nombreuse et, par conséquent, il sera de toute nécessité de construire un collecteur général et latéral à la Loire, allant au delà de Chantenay jusqu'au siège de l'usine d'épuration.

En résumé, tout en conservant les égouts actuels, comme le propose M. Joüon, il faut :

1° Une reconstruction complète à chaque maison de branchements allant de la maison à l'égout de la rue ;

2° L'établissement par les soins de la Municipalité d'un siphon de pied aux tuyaux d'éviers et de fosses d'aisance de chaque maison ;

4° La création d'un collecteur partiel latéral à l'Erdre ;

3° La création d'un collecteur semblable dans le 4e canton ;

5° La création d'un collecteur général allant jusqu'en delà de Chantenay, à l'usine d'épuration des eaux vannes.

Nous demandons alors à M. Joüon si les dépenses provoquées par l'établissement successif de toutes ces constructions ne seraient pas aussi onéreuses pour les finances municipales que celles qui seraient déterminées par la création d'un système neuf, complet, d'égouts, établi avec un plan d'ensemble et avec tous les perfectionnements apportés par la science moderne ?

Ajoutons encore que la voirie de Nantes ne possède pas un plan complet des égouts qui existent ; qu'il faudra les chercher dans les rues pour établir les branchements ; que parmi ceux qui existent, plusieurs se perdent dans le sol, comme nous l'avons vu rue d'Erdre, et qu'en raison de ces manipulations successives de terres contaminées, le danger des miasmes est plus à redouter que dans des travaux exécutés rapidement, par quartier si l'on veut, mais un plan d'ensemble.

3° DES HABITATIONS.

Nous venons d'indiquer le résultat fâcheux qui résulte de la mauvaise organisation des fosses d'aisances et nous devons ajouter que presque toutes les maisons de Nantes, excepté peut-être quelques-unes, complètent cette mauvaise disposition par l'existence de lieux d'aisances sans cunette hydraulique, sans réservoir de chasse, sans obturateurs hydrauliques, sans siphon au pied des branchements sur l'égout.

Nous devons ajouter que, dans les quartiers ouvriers, beaucoup de chambres n'ont pas le volume d'air suffisant, qu'elles sont mal aérées, que les éviers et les latrines sont mal tenus et que, pour beaucoup, on pourrait leur appliquer l'épithète de logements insalubres.

Avec ces mauvaises conditions des habitations, on comprend facilement le rôle néfaste que doit jouer le touc, c'est-à-dire cette partie de l'égout qui fait communiquer l'habitation avec l'égout.

On a dit avec raison que l'égout était la continuation de l'intestin ; il favorise la fermentation commencée dans ce dernier et donne naissance à des effluves d'origine fécale qui retournent à la maison et sont aspirées par les habitants qui y séjournent.

Cette question de l'action nocive des émanations est autrement grave qu'une pure question de doctrine ; car, comme le dit M. Arnould (*Annales d'hygiène,* 1882), de sa solution dépend la justification et l'extension des énormes travaux que nous demandons à notre Municipalité.

Nous entendons par émanations les gaz et les vapeurs et toute particule organique inaccessible à nos moyens d'investigation, comme celles que nous font percevoir les odeurs, sans que nous saisissions la matière qui les porte et nous ne pouvons pas distinguer entre les émanations des masses excrémentitielles qui ont reçu positivement des déjections typhiques et celles des autres masses stercorales, parce que cet ensemencement est très commun et qu'il doit fatalement se produire souvent dans toutes les masses stercorales ayant été en contact avec des déjections typhiques.

Murchison n'a-t-il pas accumulé les exemples de fièvre typhoïde écloses sous l'influence d'émanations provenant de fosses, d'égouts négligés ?

W. Budd, Griesinger, pensaient que l'air peut amener des masses fécales le poison typhoïde quand ce n'est pas l'eau.

L'ingénieur anglais Baldwini Latham (*Sanitary Engincering,* 1873, p. 231) cite l'exemple de la ville de Croydon où la suppression des ventilateurs d'égouts voisins des fenêtres aurait amené une diminution de décès.

Pridgin Tale cite un tuyau de descente voisin d'une fenêtre comme ayant causé une explosion de fièvre typhoïde dans un des collèges de Cambridge (*Dangers to Health,* 1881).

A Nancy, l'influence des émanations du tuyau d'évier non

muni de siphon hydraulique est démontrée par la coïncidence de l'état endémique de la fièvre typhoïde avec l'application du règlement municipal qui, depuis 1869, enjoint de déverser directement les eaux ménagères à l'égout public par un tuyau qui aspire l'air du réseau d'égouts. Il est même des maisons où la situation de la cuisine est telle que tout l'appartement peut être infecté par le tuyau d'évier. Les cuisinières, exposées plus directement à ces émanations de l'évier, ont du reste présenté un nombre exceptionnel de cas de fièvre typhoïde.

L'influence des émanations du siège d'aisances s'explique facilement quand on constate qu'à Nancy aucun obturateur n'existe dans les latrines des maisons du peuple et que les siphons et chasses d'eau sont volontairement omis dans les latrines des habitations bourgeoises. Professeur Poincaré (*Annales d'hygiène,* 1882).

Les faits cités par MM. Brouardel et Landouzy (Congrès de Vienne, 1887) démontrent la propagation de la fièvre typhoïde par les tuyaux d'évant des fosses d'aisances.

M. Fernet (Société clinique, 1881) raconte l'épidémie suivante : un pensionnat de jeunes filles, dont la santé était parfaite, a été brusquement frappé d'une épidémie de fièvre typhoïde. Aucune cause ne pouvait être invoquée huit jours auparavant au moment de la vidange de la fosse d'aisances. Cette fosse avait reçu l'année précédente les déjections d'une pensionnaire atteinte de fièvre typhoïde.

Dans une enquête sur les épidémies typhiques qui sévissaient dans les casernes de Lorient, on a reconnu l'influence principale de l'eau potable, mais on a aussi signalé ce fait que les soldats qui couchaient à chaque étage autour de la fenêtre située au-dessus des cabinets d'aisances souillés par les déjections typhiques, étaient tous pris de fièvre typhoïde.

Dans le rapport adressé à M. le Maire le 20 février 1896,

par M. Chachereau, directeur du bureau d'hygiène de Nantes, nous lisons :

12 cas de malades à forme typhoïde, ayant touché à 4 familles, se sont successivement manifestés au n° 5 de la rue Voltaire, 5e canton, depuis 15 mois. 3 ont été suivis de mort.

La maison n'a pas de puits en usage ; les familles atteintes disent boire de l'eau ou filtrée ou bouillie. On perçoit dans les appartements des odeurs provenant des éviers ou des fosses d'aisances ; quelques éviers ont été pourvus depuis peu d'obturateurs hydrauliques, mais les cabinets d'aisances sont à soupape, aucun n'est pourvu de réservoir de chasse et d'obturateur hydraulique.

Notre honorable confrère n'hésita pas à reconnaître que les causes de l'infection de cette maison résidaient dans l'absence complète des règles si précises de l'assainissement de l'habitation et il s'empressa de recommander l'établissement de siphons ventilés sous chacun des éviers des appartements, l'installation d'une cunette siphoïde avec appareil de chasse dans chacun des cabinets d'aisances et d'un siphon de pied à l'origine inférieure des tuyaux de chute des éviers et des cabinets d'aisances.

Comment n'admettrait-on pas l'action nocive de ces émanations quand on se rappelle que presque jamais nos égouts, nos branchements, nos fosses d'aisances, ne reçoivent de chasses puissantes d'eau et que, très souvent, pendant nos époques de sécheresse, les colonnes d'air qui traversent ces canaux et sont refoulées jusque dans les maisons, sont imprégnées de matières sèches pulvérulentes qui, comme le dit le savant M. Miquel, sont chargées de nombreux microbes venus des masses putréfiées ou des déjections des malades.

Nous venons d'exposer les déplorables conditions de salubrité dans lesquelles se trouve placée la ville de Nantes et nous pouvons maintenant affirmer que la permanence dans notre ville de la fièvre typhoïde à l'état endémo-épidémique peut être attribuée à l'action des trois facteurs cités au début de ce travail.

1° Action d'une eau contaminée fournie, soit par les puits qui sont presque tous mauvais, soit par la Loire elle-même contaminée par les déjections de ses habitants, soit par le Service municipal qui distribue une eau encore plus contaminée par son séjour dans les canalisations incrustées de matières en décomposition, par des fissures permettant la rentrée de liquides chargés de germes pathogènes provenant du sous-sol infecté par les fosses d'aisances non étanches.

L'étiologie par l'eau ne pourra être mise en doute par personne, car, adoptée par presque tous les hygiénistes, elle a été mise en relief par les travaux de M. Brouardel qui a eu le mérite d'avoir précisé, étendu, le rôle étiologique de l'eau de boisson et montré son importance dominante dans l'éclosion de cette maladie.

2° L'action du sous-sol est également incontestable puisqu'elle est une cause plus ou moins directe de la contamination de l'eau alimentaire.

3° Les faits que nous venons de citer ci-dessus démontrent également l'action indiscutable des émanations chargées de germes pathogènes provenant des éviers, des fosses d'aisances, des toucs, communiquant avec les habitations chez lesquelles aucune des règles si précises de l'assainissement des maisons n'est appliquée, même en partie.

CONCLUSIONS

Nous venons de démontrer, par l'exposé que nous avons fait des conditions sanitaires de Nantes, la nécessité absolue d'apporter des modifications radicales et urgentes dans l'état actuel du service d'eau, du sous-sol et des habitations.

Ces modifications devant être les seuls moyens prophylactiques capables de faire disparaître de notre ville la fièvre typhoïde qui y règne à l'état endemo-épidémique, nous les résumons ainsi :

1° *Mesures prophylactiques relatives à l'eau.*

A. — Quantité d'eau a distribuer. — La quantité à distribuer doit être de 250 litres par habitant. Cette quantité est nécessaire pour assurer la propreté individuelle, le lavage des linges domestiques, les chasses des fosses d'aisances et le lavage des rues.

L'instruction est devenue gratuite pour permettre la culture de l'esprit et en assurer le développement ; pourquoi les individus n'auraient-ils pas aussi la possibilité de cultiver et de soigner leur corps par une distribution abondante et gratuite de l'eau ? Cette gratuité de l'eau a été demandée il y a déjà plusieurs années au Conseil municipal par M. le Dr Joüon. Notre savant confrère désirait également voir se multiplier les établissements gratuits de bains et de lavoirs.. Cette opinion est également la nôtre, car nous pouvons affirmer que le défaut de propreté, qui existe dans les ménages pauvres et qui est la conséquence de la difficulté qu'ils ont à se procurer facilement et en abondance de l'eau, est une des causes qui amènent le plus vite la déchéance morale de l'homme, lui font perdre rapidement sa dignité et l'obligent à s'adresser fréquemment à l'Assistance publique. Pendant que nous étions chargés d'un service médical du Bureau de bienfaisance, dans un quartier très populeux, nous avons toujours remarqué que dans les ménages qui présentaient une certaine propreté, le chef de famille et les enfants conservaient un respect d'eux-mêmes qui les sauvait de l'ivrognerie.

Aussi, nous avons la conviction que tous les moyens qui favoriseront cette propreté du corps, du domicile, seront les meilleurs moyens de combattre le paupérisme. Il serait d'un socialisme hautement intelligent de créer ainsi une large distribution gratuite d'eau, soit à domicile, soit dans les bains publics, soit dans les lavoirs. Nous croyons que cette dépense qui paraîtrait d'abord onéreuse pour le budget municipal ne le serait qu'en apparence, car on verrait bientôt diminuer les frais de l'Assistance publique et disparaître ces nombreuses et fréquentes épidémies qui ont presque toujours leur point de départ dans ces populations que leur indigence oblige à ne pas user abondamment d'une eau qu'ils paient trop cher ou qu'ils ont trop de peine à aller puiser dans la Loire.

B. — Nature de l'eau a distribuer. — L'eau qui doit être fournie aux habitants, comme boisson alimentaire, doit être pure, c'est-à-dire posséder tous les caractères physico-chimiques et bactériologiques inscrits dans le tableau suivant dressé par le Conseil central d'hygiène de France.

Degré hydrotimétrique......	15° à 30°.
Matières organiques par litre.	moins de 2 milligrammes.
Chlore par litre...........	moins de 40 milligrammes.

Acide sulfurique par litre.... 5 à 20 milligrammes.

Bactéries................. 100 à 1,000 par cent. cube.

L'eau de source est la seule eau qui soit capable de remplir toutes ces conditions et nous comprenons pourquoi tous les hygiénistes consultés sur la meilleure eau à distribuer aux habitants d'une grande ville répondent invariablement :

Eau de source bien captée.

Mais comment se procurer cette eau de source en quantité suffisante pour alimenter Nantes, 125,000 habitants, et en même temps Chantenay, 15,000 habitants. — Total : 140 mille habitants ?

Le Conseil central de France consulté en 1895 par l'Administration municipale, sur les moyens de fournir une eau potable, a, par l'organe de son rapporteur, Me Jacquot, exprimé, en mars 1896, sa préférence marquée en faveur de l'eau de source, avant de conclure à l'adoption ou à un rejet d'un système quelconque de filtration.

C'est avec regret, dit l'éminent Rapporteur, que l'on constate que le dossier qui a été communiqué, ne renferme aucun renseignement sur les tentatives sérieuses qui auraient pu être faites dans le but de trouver des sources dans la région.

Nous ignorons les raisons qui ont engagé l'Administration à ne pas faire connaître au Comité d'hygiène de France les tentatives sérieuses entreprises dans ce but ; mais nous savons qu'elles ont été faites et qu'elles ont donné des résultats négatifs. En effet, nous trouvons dans la *Revue d'hygiène de* 1891, n° 2, les conclusions d'une Commission municipale chargée d'examiner en détail toute la région. Le Rapporteur, qui était M. le Dr Joüon, donne les preuves matérielles de l'impossibilité de se procurer des eaux de source.

« Sur les deux flancs du sillon de Bretagne se trouvent

bien des sources, dit M. Joüon, assez nombreuses et de bonne qualité. Leur sortie du sol se fait à une cote sensiblement supérieure à celle de la place Viarmes point culminant de la ville. Il serait donc facile de les capter et de les conduire, sans grands frais, avec une pression importante, au sommet de la cité pour les distribuer ensuite à tous les quartiers. Mais comme il fallait le craindre, avec un terrain granitique et déboisé, le rendement des sources s'est trouvé beaucoup trop faible pour une agglomération de plus de 100,000 habitants. A peine suffirait-il à la consommation purement alimentaire et encore durant les sécheresses on n'en serait pas assuré. Impossible donc de créer pour si médiocre résultat une installation couteuse et nous dûmes chercher ailleurs. Or, ni sur la rive droite, ni sur la rive gauche de la Loire, à distance raisonnable, il n'a pu être rien trouvé. Les sources de la Divatte, signalées à notre attention, tarissent en été.

» Le grand plateau de Saint-Joseph avait paru un moment représenter l'idéal d'une nappe aquifère, mais bientôt il fut constaté que cette nappe n'était ni continue, ni uniforme, aussi la Commission reconnut que lancer la ville dans une entreprise si aléatoire n'aurait pas été pardonnable. »

Avec une quantité si faible et intermittente d'eau de source, la ville de Nantes se serait trouvée dans les conditions de Paris, et on aurait pu également lui appliquer les considérations émises sur la situation de Paris, par la Commission technique chargée de juger le concours institué par le Conseil municipal de Paris pour l'invention du meilleur procédé d'épuration ou de stérilisation des eaux de rivière.

En effet, cette Commission pense, comme le Conseil d'hygiène de France, que la meilleure eau de boisson est l'eau de source et que la véritable épuration de l'eau de boisson consiste dans l'approvisionnement en eau de source.

Mais nous venons de démontrer l'impossibilité matérielle pour Nantes de s'approvisionner en eau de source ; il faudra alors, comme à Paris, une double canalisation permettant l'usage pendant un certain temps d'eau de source et quand elle fera défaut la remplacer par une eau de rivière. Il est donc utile de citer ici les conclusions de la Commission technique de Paris pour apprécier à sa juste valeur les résultats constatés à Paris avec un pareil système.

« Malgré l'abondance croissante des eaux de source à Paris, il arrive qu'à certaines époques de l'année, plus particulièrement pendant les mois d'été, et chaque fois que la chaleur se fait sentir, la consommation s'accroît de telle sorte que les réserves prudemment aménagées ne suffisent plus, et si le débit des sources s'abaisse dans une notable proportion, *l'eau réellement potable peut faire défaut.* Il faut ajouter que c'est précisément le moment où cette eau est gaspillée trop souvent en pure perte pour de multiples raisons contre lesquelles il est difficile de réagir. La nécessité survient alors de substituer des eaux de rivière aux eaux de source dans tout ou partie de la canalisation. »

Mais la dernière épidémie de fièvre typhoïde, à Paris, a justement eu pour origine la substitution dans certains quartiers de l'eau de rivière à l'eau de source ou un mélange do ces deux eaux.

Qu'arriverait-il donc à Nantes où presque jamais le débit de 4,000 mètres cubes par jour sera atteint pendant les périodes de sécheresse ?

La double canalisation s'imposera alors pour permettre à un moment la distribution d'eau de rivière. Mais la Municipalité qui aura créé un service d'eau de source ne voudra pas grever davantage son budget, en filtrant l'eau industrielle, qui sera alors distribuée au moment des grandes chaleurs aux habitants accoutumés déjà à l'usage d'une eau pure.

Dans de pareilles conditions, l'usage d'une eau puisée en Loire, devenue plus riche en agents pathogènes par la diminution de son volume, rencontrera chez l'individu moins de résistance à l'infection et déterminera chez un plus grand nombre de sujets, soit des affections typhoïques, soit des affections cholériques.

Nous croyons donc dangereuse, en présence du débit trop incertain et trop faible des sources, l'organisation d'une double canalisation et nous arrivons fatalement, par élimination, à demander la filtration des eaux distribuées.

Cette filtration devant avoir pour but de fournir une eau limpide et potable, il sera toujours nécessaire d'opérer la filtration sur l'eau la moins riche en agents pathogènes; aussi, nous croyons qu'il est indispensable avant de discuter le mode de filtration de déplacer la prise d'eau et de poser son tuyau d'aspiration dans la partie du fleuve, que les analyses bactériologiques et chimiques auront précisé comme étant la partie contenant l'eau la moins riche en bactéries et en matières organiques; ce point déterminé par les analyses ci-dessus est le milieu du fleuve en amont du pont de la Vendée, car la rive droite peut être influencée par les eaux souillées du rouissage et la rive gauche présente une diminution assez notable des microbes contenus dans l'eau du fleuve.

Ceci bien établi, il nous reste à passer en revue les divers modes de filtration. Les conclusions fournies par la Commission technique du Conseil municipal de Paris vont nous fournir les éléments nécessaires.

1° *Procédés physiques* (*chaleur*).

Un trait commun, dit cette Commission, à tous les procédés fondés sur l'emploi de la chaleur, c'est l'élévation du prix de revient. Les appareils, même les plus grands, ne peuvent fournir qu'une quantité d'eau relativement faible et ils la fournissent à un prix élevé ; quels que puissent être leurs mérites respectifs au point de vue de la stérilisation, ils ne sont pas en état de *faire face aux besoins normaux d'une alimentation publique importante.*

2° *Procédés chimiques (chaux, chaux et magnésie, fer, baryte et fer, chaux, soude et fer, perchlorures).*

La Commission déclare que les procédés chimiques, à l'exception d'un seul, ne paraissent pas avoir encore été l'objet d'applications pratiques. Le débit des appareils est, en général, faible, et si l'on veut qu'ils répondent au but déclaré, leur nettoyage doit être assez fréquent et la composition chimique surveillée avec la plus grande attention.

3° *Procédés mixtes (oxydation par l'air et le sable, produits alcalins et charbon, sulfate d'alumine et sable, fer et sable, oxyde de fer et sable, oxyde de fer, sable et charbon).*

Sous ce nom, la Commission a groupé quelques procédés où le filtrage par substances inertes est combiné avec l'emploi préalable d'une réaction chimique. Certains d'entre eux semblent susceptibles de donner des résultats satisfaisants si le fonctionnement est bien dirigé.

« Ainsi, abstraction faite des indications fournies par l'analyse chimique et les recherches bactériologiques, il ne faut pas chercher, ni dans les procédés de stérilisation par la chaleur, ni dans les traitements purement chimiques, le moyen de rendre potables les eaux destinées à l'alimentation publique ; les uns ont contre eux leur prix de revient et leur rendement trop faible, les autres l'incertitude de leurs résultats. »

Admettons maintenant qu'une Municipalité traite avec une

Compagnie possédant un brevet pour l'application d'un système chimique mixte, afin d'obtenir une eau pure ayant tous les caractères indiqués dans le tableau ci-dessus, le fonctionnement pourra être bien dirigé par cette Compagnie, mais il est également possible que ce bon fonctionnement fasse, à un moment, défaut.

Le contrôle de ce bon fonctionnement ne pourra avoir lieu que par des analyses bactériologiques qui exigent au moins dix jours de préparation. Comment alors la Municipalité pourra-t-elle assurer pendant tout le temps de cette discussion avec une Compagnie financière, toujours avide d'assurer un bon dividende à ses actionnaires, la distribution d'une eau potable et pure.

Pendant tout le temps de cette discussion, des changements à introduire dans le mécanisme du système adopté, la population continuera à être la victime de ce mirage : filtration et distribution de l'eau filtrée par un procédé spécial.

4° *Procédés mécaniques (sable, charbon, cellulose, amiante, pâtes céramiques et porcelaines, force centrifuge).*

Le filtrage mécanique par les sables ou l'amiante combiné au besoin avec un traitement chimique préalablement très simple, paraît encore être le seul procédé qui puisse répondre convenablement aux exigences du public. On peut imaginer dans cet ordre d'idées plus d'un système et une préférence absolue ne s'impose pas *a priori ;* cette préférence ne saurait être légitimement fondée que sur les résultats fournis par des applications suffisamment variées et prolongées.

Nous savons que deux systèmes par le sable ont été préconisés.

1° *Filtre horizontal à sable.*

Ce système, employé à Londres, à Berlin, a donné, malgré quelques critiques sérieuses, d'assez bons résultats. Mais son application à Nantes serait très coûteuse, car elle exigerait d'abord des bassins de décantation, puis l'établissement de plusieurs bassins de filtration, enfin une main-d'œuvre considérable pour en assurer le bon fonctionnement.

2° *Filtre vertical à sable (système Lefort).*

Comme on le voit, c'est par élimination successive que nous arrivons au système Lefort.

Examinons d'abord les conclusions du rapport du Conseil d'hygiène de France, appelé à donner son avis sur la valeur de ce système.

« M. le Rapporteur fait remarquer qu'il est impossible au Conseil de se prononcer sur la valeur relative du système Lefort. En effet, d'une part, ce système n'est pas représenté dans le concours actuellement ouvert à Paris ; d'un autre côté, le Comité est resté complètement étranger aux opérations du concours. Nous sommes ainsi, dit l'éminent Rapporteur, amené à examiner le projet, uniquement sous le rapport de sa valeur intrinsèque et comme conséquence de l'étude du dossier.

On peut donc dire, d'une façon générale, que toutes les critiques s'adressent aussi bien aux filtres à sable en général qu'au système Lefort en particulier. Toutes les craintes exprimées sont celles que l'on peut redouter de l'emploi d'un filtre à sable quelconque.

Il ne nous appartient donc pas de discuter les conclusions du rapport adopté par le Conseil central d'hygiène de France, composé des savants les plus illustres et les plus honorés de notre pays, mais il nous sera cependant permis de reproduire les observations présentées par M. le professeur Joüon

(*Revue d'hygiène,* 1892), celles de M. le professeur Andouard (Rapport, Station agronomique, 1890), qui résultent des examens pratiqués pendant la période de fonctionnement de ce puits.

M. Joüon conclut en disant que pour la Loire et pour Nantes le système Lefort donne le maximum de pureté et de rendement désirables et qu'il équivaut au meilleur filtre.

M. Andouard formule ainsi ses conclusions :

1° Il donne l'eau du fleuve lui-même et non celles de nappes souterraines qui lui seraient inférieures en qualité ;

2° Cette eau est merveilleusement limpide, agréable à boire et très peu chargée de micro-organismes ;

3° Il débite plus d'eau filtrée que tous ses congénères ;

4° Il s'engorgera vraisemblablement beaucoup moins vite que les puits et les galeries analogues antérieurement aménagées ;

5° Il est facile de le nettoyer à l'intérieur et à l'extérieur, de vérifier la qualité de l'eau fournie par chaque barbacane et d'obstruer les ouvertures qui laisseraient couler de l'eau mal purifiée, cela sans interrompre la distribution de l'eau dans la ville, puisque chaque puits peut être isolé des autres en cas de besoin ;

6° En admettant qu'il vienne à s'engorger, il peut être aisément régénéré par le remplacement de tout ou partie du massif de sable qui le constitue ;

7° Il fonctionne avec une pression faible et variable à volonté et il permet de puiser l'eau dans les couches les plus favorables, grâce à ses barbacanes multiples, que l'on ouvre et que l'on ferme suivant la hauteur du fleuve ;

8° Son installation est moins onéreuse que celle des galeries filtrantes, bien moins que l'adduction des sources éloignées qui, du reste, font ici défaut, dans un rayon abordable.

Telles sont également les conclusions que nous émettions dans notre rapport général au Conseil d'hygiène de la Loire-Inférieure, mais dans un sujet aussi délicat que celui du choix d'un système de filtration, il est assurément logique de faire une part à l'inconnu et notre préférence pour le système Lefort ne pourra être légitimement fondée que lorsque des résultats auront été fournis par des applications variées et prolongées. Aussi demandons-nous à l'Administration municipale, avant d'arrêter complètement son choix, de bien vouloir, aussi bien dans un intérêt local que dans celui de toutes les villes se trouvant dans les mêmes conditions de Nantes, de rétablir le fonctionnement du puits déjà existant à la grève de Beaulieu et de faire construire un nouveau puits, suivant les indications de M. Lefort, et avec toutes les améliorations que sa grande expérience a su lui inspirer.

Ces modifications, adoptées par le Conseil d'hygiène de la Loire-Inférieure, lui ont permis de considérer le système Lefort comme étant le mode de filtration le plus favorable pour la ville de Nantes.

C. — De la canalisation. — Toutes les analyses prouvent que l'eau qui a traversé les conduites est plus contaminée que l'eau puisée directement dans le fleuve. Nous pensons qu'il y a un véritable danger à se servir de ces mêmes canalisations au moment où une eau plus pure sera distribuée. Nous ne croyons pas à l'effet certain des chasses plus ou moins puissantes et, pendant longtemps, l'eau pure qui traversera ces tuyaux devra se contaminer au contact de leur paroi, aussi nous préférons le moyen plus radical : changer tous ces tuyaux plus ou moins infectés.

2° *Mesures prophylactiques contre la contamination du sous-sol.*

1° Drainer autant que possible et éviter de nouveau sa

contamination par la suppression totale des fosses dites étanches et des trop pleins ;

2° Construction obligatoire des branchements à chaque maison, avec siphon aux pieds des tuyaux des éviers et des cabinets d'aisances, appliqués directement par l'Administration municipale ;

3° Obligation, par arrêté municipal, aux propriétaires, d'établir le tout à l'égout ;

4° Comme corollaire de tout à l'égout, réfection totale des égouts avec collecteurs partiels sur la rive droite de l'Erdre, dans le 4e canton, sur la rive droite de la Loire et se prolongeant jusqu'au delà de Chantenay ;

5° Lavage journalier des rues.

3° *Mesures prophylactiques contre l'insalubrité des habitations.*

1° Etablissement de siphons ventilés sous chacun des éviers des appartements ;

2° Installation d'une cunette siphoïde avec appareil de chasse dans chacun des cabinets d'aisances ;

3° Siphon de pied à l'origine inférieure des tuyaux d'éviers ou de fosses d'aisances ;

4° Ces mesures devront être appliquées par ordonnance municipale et contrôlées par le Bureau d'hygiène.

Il est utile de rappeler ici que le jugement prononcé dernièrement par le Conseil d'Etat, reconnaît au Maire le pouvoir d'user, dans l'intérêt de la salubrité publique, de l'autorité qu'il tient de la loi du 18 juillet 1894, sur l'obligation du tout à l'égout. C'est ainsi que ce jugement lui donne le droit de prescrire l'emploi de chasses d'eau suffisantes pour assurer l'évacuation des matières à l'égout, empêcher toute communication entre l'atmosphère de l'égout et celle des immeubles, défendre la projection de tout autre corps solide autre que les matières de vidange et ordonner la désinfection des fosses supprimées.

Nous ajouterons que, suivant les enquêtes faites par le Dr Buchanan en 1865 et en 1866, les travaux d'assainissement que nous demandons ont eu comme conséquence, non seulement une diminution de la fièvre typhoïde, mais aussi une diminution de la mortalité par phtisie qui s'affirmait à mesure que s'amélioraient, au point de vue hygiénique, certaines conditions de la vie et qu'il y avait un rapport direct entre la mortalité par phtisie et l'assèchement du sol.

Là où la construction d'égouts n'avait pas eu pour résultat d'assécher le sol, la mortalité restait stationnaire ; là où cette construction avait procuré en tout ou en partie cet assèchement, la mortalité diminuait et diminuait dans une proportion correspondante à celle où cet assèchement était procuré.

C'est donc au nom des victimes de la fièvre typhoïde, maladie évitable par ces mesures prophylactiques, que nous demandons à l'Administration municipale d'user des pouvoirs que lui donne la loi de 1894, pour assurer la salubrité de notre ville et faire disparaître enfin un fléau qui, annuellement, cause tant de deuils et nous coûte si cher. C'est aussi au nom des trop nombreuses victimes de la tuberculose que nous demandons enfin l'amélioration toujours ajournée de notre déplorable situation sanitaire.

Nantes, imp. L. Mellinet et Cie, place du Pilori, 5.

www.ingramcontent.com/pod-product-compliance
Ingram Content Group UK Ltd.
Pitfield, Milton Keynes, MK11 3LW, UK
UKHW012102240726
13965UKWH00004B/1492

9 782013 041386